# Sitzungsberichte der Heidelberger Akademie der Wissenschaften

**Stiftung Heinrich Lanz**

## Mathematisch-naturwissenschaftliche Klasse

*) *Jahrgang 1921 erschien im Verlage von Carl Winters Universitätsbuchhandlung in Heidelberg.*

*Im Verlag von Walter de Gruyter & Co. vormals G. J. Göschen'sche Verlagshandlung — J. Guttentag, Verlagsbuchhandlung — Georg Reimer — Karl J. Trübner — Veit & Comp., Berlin, erschienen:*

### Abteilung A. Mathematisch-physikalische Wissenschaften.

Jahrg. 1922: 3 Hefte. — Jahrg. 1923: 5 Hefte. — Jahrg. 1924: 11 Hefte.

### Abteilung B. Biologische Wissenschaften.

Jahrgang 1923: 1 Heft.

*Von Jahrgang 1925 ab findet die Trennung in Abteilung A und B nicht mehr statt.*

**Jahrgang 1925.** 1. HEFFTER, LOTHAR. Zur absoluten Geometrie II. Reichsm. 0 50

2. ROESER, ERNST. Die komplementären Figuren der nichteuklidischen Ebene. Reichsmark 0.50
3. FLADT, KUNO. Neuer Beweis f. d. Zuordnung von rechtwinkligem Dreieck und Spitzeck in der hyperbolischen Elementargeometrie. Reichsmark 0.30
4. SALOMON, WILHELM. Beobachtungen über Harnische. Reichsmark 0.70
5. LOEWY, A. Beiträge zur Algebra. 1—4. Reichsmark 1.—
6. HELLPACH, WILLY. 2. Mitteilung zur Physiognomik der deutschen Volksstämme. Reichsmark 0.30
7. LOEWY, ALFRED. Neue elementare Begründung u. Erweiterung der Galoisschen Theorie. Reichsmark 2.—
8. CURTIUS, THEODOR, u. BERTHO, ALFRED. Einwirkung von Stickstoffkohlenoxyd und von Stickstoffwasserstoffsäure unter Druck auf aromatische Kohlenwasserstoffe. Reichsmark 0.40
9. ROESER, ERNST. Die gnomonische Projektion in der hyperbolischen Geometrie. Reichsmark 0.70
10. RASCH, G. Über die Ausnützung der Gezeiten des Meeres zur Energiegewinnung. Reichsmark 0.80
11. SALOMON, WILHELM. Magmatische Hebungen. Reichsmark 1.20
12. PÜTTER, A. Altersbestimmungen an Drachenbäumen von Tenerife. Rm. 0.90
13. VOLK, OTTO. Über geodätische rhombische Kurvennetze auf krummen Flächen, insbesondere auf Flächen konstanter Krümmung. Reichsmark 1.10
14. ROESER, ERNST. Die Fundamentalkonstruktion der hyperbolischen Geometrie. Reichsmark 1.40
15. RÜGER, L., u. RÜGER-HAAS, P. Palaeosemaeostoma geryonides v. Huene sp., eine sessile Meduse aus dem Dogger von Wehingen i. W., und Medusina liasica nov. sp., eine coronatenähnliche Meduse aus dem mittleren Lias von Hechingen i. Württemberg. Reichsmark 1.50

**Jahrgang 1926.** 1. KRULL, WOLFGANG. Theorie und Anwendung der verallgemeinerten Abelschen Gruppen. Reichsmark 1.70

2. KLEBS, GEORG. Über periodisch wachsende tropische Baumarten. Rm. 1.20
3. MÜLLER, MAX. Über die Oberfläche von Flächenstücken. Reichsmark 1.20
4. ERNST, MAX. Über Anlagen von Organen, die nicht zur Ausbildung gelangen. Reichsmark 0.50
5. ERNST, EMIL. Die optischen Eigenschaften des Andesins von Bodenmais. Reichsmark 1.10
6. LIEPMANN, WILHELM. Leichengeburt bei Ichthyosauriern. Reichsmark 0.90
7. KLEBS, GEORG. Über die Längenperiode der Internodien. Reichsmark 2.40
8. JOST, L., u. v. UBISCH, G. Zur Windefrage. Reichsmark 0.80
9. SALOMON, WILHELM. Gibt es Gesteine, die für bestimmte Erdperioden charakteristisch sind? Reichsmark 0.30

*(Fortsetzung siehe 3. Umschlagseite)*

*) Bestellungen auf solche Veröffentlichungen der math.-naturw. Klasse, welche früher im Verlag von Carl Winters Universitätsbuchhandlung in Heidelberg erschienen sind, nimmt auch der Verlag Walter de Gruyter & Co., Berlin, entgegen.

**Sitzungsberichte**
**der Heidelberger Akademie der Wissenschaften**
**Mathematisch-naturwissenschaftliche Klasse**
**Jahrgang 1930. 15. Abhandlung.**

# Über das reguläre vierdimensionale Fünfzell

(geometrisch dargestellt)

Von

**Ernst Jänecke**
in Heidelberg.

Mit 8 Figuren im Text.

Vorgelegt von H. Liebmann am 15. November 1930.

Berlin und Leipzig 1931

Walter de Gruyter & Co.

vormals G. J. Göschen'sche Verlagshandlung / J. Guttentag, Verlagsbuchhandlung / Georg Reimer / Karl J. Trübner / Veit & Comp.

# Über das reguläre vierdimensionale Fünfzell.

Die vorliegenden mathematischen Betrachtungen wurden veranlaßt durch chemisch-phasentheoretische Untersuchungen, die bezweckten, bei Fünfstoffsystemen für alle möglichen Gemische von fünf Stoffen eine geometrische Darstellung zu bekommen. Die Betrachtungen wurden zunächst zu Ende geführt ohne Kenntnis schon vorhandener, dem Fernerstehenden nicht leicht zugänglicher Literatur über dieses Gebiet. Für die Angabe von Literatur über frühere Arbeiten, die alsdann noch erwähnt worden sind, bin ich Herrn Prof. LIEBMANN zu Dank verpflichtet. Die folgenden Betrachtungen führen notwendigerweise nur zu dem einen einfachsten regulären vierdimensionalen Gebilde, während die üblichen mathematischen Betrachtungen dieser Art sogleich sämtliche möglichen regulären vierdimensionalen Gebilde ergeben. Außer dem Fünfzell werden aber die übrigen regulären „Zelle" gewiß niemals für die Anwendung auf physikalische chemische Probleme phasentheoretischer Natur Interesse haben. Eher könnte dieses für ein noch erheblich komplizierteres fünfdimensionales Gebilde mit sechs Ecken der Fall sein. Die Betrachtung berücksichtigt besonders die Schnitte durch das Fünfzell, weil durch die sich hierbei ergebenden Körper die Mischungsverhältnisse bestimmter chemischer Mehrstoffmischungen ausgedrückt werden können, worüber an anderer Stelle berichtet werden soll.

Das reguläre Fünfzell ist das einfachste der regulären vierdimensionalen Gebilde. Die regelmäßigen Gebilde der Ebene werden nach der Zahl der Ecken (Dreieck, Viereck usw.), die des Raumes nach der Zahl der begrenzenden Flächen (Vierflach, Sechsflach usw.) und die vierdimensionalen Gebilde nach der Zahl der „begrenzenden" regulären Körper bezeichnet. Die Projektionen der vierdimensionalen Gebilde sind Körper, die durch Zellen zerlegt sind, woher sich der Ausdruck „Zelle" herleitet. Es gibt sechs verschiedene reguläre vierdimensionale Gebilde, von denen drei als „Begrenzung" Tetraeder haben, und zwar außer dem „Fünfzell", ein „Sechzehnzell" und ein „Sechshundertzell". Die übrigen drei, das „Achtzell", „Vierundzwanzigzell" und „Hundertzwanzigzell" haben die regulären Körper: Würfel, Oktaeder und Pentagondodekaeder als Grenzkörper. Ein reguläres vierdimensionales Gebilde, das als „Begrenzung" Ikosaeder hat, gibt es nicht. Diese Gebilde sind verschiedentlich untersucht worden[1]). In gleicher Art, wie die Verbindung dreier gleichweit voneinander entfernter Punkte ein reguläres Dreieck und die Verbindung vier gleichweit voneinander entfernter Punkte ein reguläres Tetraeder ergibt, führt die Verbindung von fünf gleichweit voneinander entfernten Punkten zu einem regulären vierdimensionalen Gebilde mit fünf Ecken. Dieses Gebilde ergibt sich lediglich durch die Vorschrift, daß von fünf Punkten jeder Punkt von jedem anderen gleichweit entfernt ist. Drei gleichweit voneinander entfernte Punkte liegen in einer Ebene, vier Punkte müssen, um gleichweit voneinander entfernt zu sein, im Raume liegen, und fünf Punkte können nur in einem vierdimensionalen Raume gleichweit voneinander entfernt sein. Es ergibt sich also ein reguläres vierdimensionales Fünfeck (Pentagon), das aus den angegebenen Gründen Fünfzell genannt wird.

Das reguläre Dreieck und das reguläre Tetraeder sind sinnlich vorstellbar, dagegen nicht das reguläre vierdimensionale Fünfzell mit fünf gleichweit voneinander entfernten Ecken. Trotzdem läßt sich über dieses geometrisch etwas aussagen, was man sich sinnlich vorstellen kann.

Verbindet man im regulären Tetraeder je drei von den vier Eckpunkten miteinander, so erhält man vier reguläre Dreiecke, welche das Tetraeder begrenzen. In gleicher Weise erhält man reguläre Tetraeder, wenn man von den fünf gleichweit voneinander abstehenden Punkten des regulären vierdimensionalen Fünfzells je vier miteinander verbindet. Da die fünf Punkte alle voneinander gleichweit entfernt sein sollen, müssen es natürlich auch je vier sein. Ihre Verbindung führt alsdann zu einem regulären Tetraeder. Wie die regulären Dreiecke Grenzflächen des Tetraeders sind, sind also die regulären Tetraeder Grenzkörper des vierdimensionalen regu-

[1]) Es finden sich Angaben z. B. bei P. H. SCHOUTE, Mehrdimensionale Geometrie, Leipzig, Göschensche Verlagshandlung 1905, II. Teil, S. 206 u. 220; R. WEITZENBÄCK, Der vierdimensionale Raum, Friedr. Vieweg, Braunschweig 1929, Bd. 80 der Sammlung „Die Wissenschaft"; L. ECKHARDT, Der vierdimensionale Raum, Math.-phys. Bibl. Bd. 84, 1930, Teubner, Leipzig; E. STEINITZ, Encyklop. d. Math. Wissensch., III A., B. 12, Nr. 50.

lären Fünfzells. Die Verbindung von je vier der fünf Punkte *A B C D E* führt zu fünf verschiedenen regulären Tetraedern: *A B C D*, *A B C E*, *A B D E*, *A C D E* und *B C D E* (vgl. Fig. 3a, b, c, d und e). Das sinnlich unvorstellbare reguläre vierdimensionale Gebilde, gewonnen durch Verbindung von fünf gleichweit voneinander abstehenden Punkten, wird also begrenzt von fünf regulären, sinnlich erkennbaren Tetraedern. Wie nun ein Tetraeder auf eine Grenzfläche projiziert werden kann, ist auch die Projektion des regulären vierdimensionalen Fünfzells auf ein Grenztetraeder möglich. Von den fünf Eckpunkten projizieren sich alsdann vier als Eckpunkte des Tetraeders, gerade wie bei der Projektion der Eckpunkte eines Tetraeders auf ein begrenzendes reguläres Dreieck, dessen drei Eckpunkte mit drei Projektionspunkten des Tetraeders identisch sind. Es handelt sich in beiden Fällen also noch um die Projektion des letzten Punktes, um eine vollständige Projektion zu bekommen. Eine besondere, nämlich senkrechte Projektion ist beim Tetraeder die, bei der der vierte Punkt in die Mitte des Dreieckes zu liegen kommt. In gleicher Weise führt eine „senkrechte“ Projektion des fünften Punktes des vierdimensionalen Fünfzells zu dessen Lage in der Mitte des begrenzenden Tetraeders.

Ein körperliches reguläres Tetraeder mit einem Punkt in der Mitte, der mit den vier Eckpunkten verbunden ist, ist also eine „senkrechte“ Projektion des vierdimensionalen Fünfzells auf das eine „Grenztetraeder“, das in natürlicher Größe abgebildet ist. Im vierdimensionalen Raum sind alle Kanten gleichlang, nicht in der Projektion. Durch die „senkrechte“ Projektion des Fünfzells auf das eine Grenztetraeder werden die übrigen vier Grenztetraeder als dreiseitige reguläre Pyramiden abgebildet mit der Spitze in der Mitte des Grenztetraeders, auf das das vierdimensionale Fünfzell projiziert ist. Man erkennt, daß die „Räume“ von vier Grenztetraedern zellenartig aneinander liegen und daß das Grenztetraeder, auf das projiziert wurde, die anderen vier Grenztetraeder umfaßt, indem es von ihnen vollständig ausgefüllt wird. Geradeso enthält bei der Projektion eines regulären Tetraeders auf ein begrenzendes reguläres Dreieck dieses die anderen drei projizierten begrenzenden Dreiecke. (Die körperliche Figur des Tetraeders mit einem Mittelpunkte ist, wenn es in der Ebene gezeichnet wird, natürlich wieder eine andere, also eine zweite Projektion.) Ein Tetraeder mit einem Mittelpunkt ist also die Projektion des Fünfzells aus der vierten in die dritte Dimension. Das reguläre vierdimensionale Fünfzell besitzt also, woraus sich der Name ableitet, fünf begrenzende Tetraeder. Es enthält (vgl. Fig. 1a, b) zehn reguläre Grenzdreiecke und zehn Kanten. In einem regulären Dreieck berühren sich je zwei, in einer Kante je drei Grenztetraeder und in einer Ecke stoßen je vier der fünf Grenztetraeder zusammen.

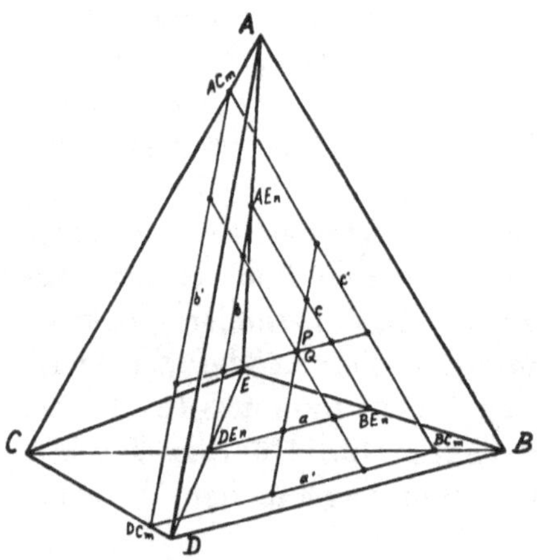

Fig. 1a. Projektion des regulären vierdimensionalen Fünfzells $A\,B\,C\,D\,E$ auf das reguläre Grenztetraeder $A\,B\,C\,D$. Senkrechte Projektion einer Geraden $(P,\ Q)$ als Punkt. Schnittebene parallel $A\,B\,D$.

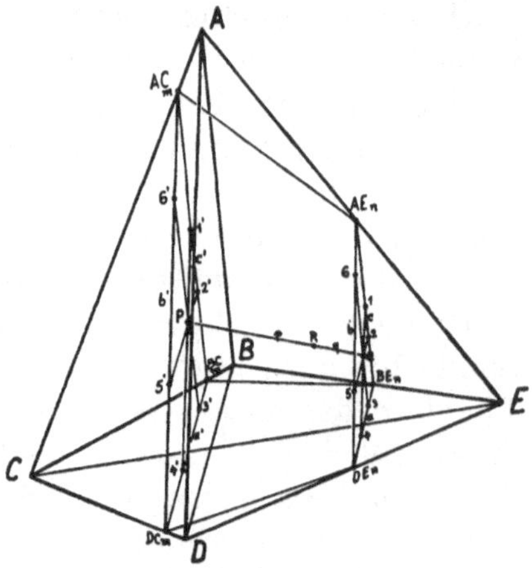

Fig. 1b. Die gleiche Gerade $(P,\ Q)$ wie in Fig. 1a projiziert auf das Grenztetraeder $A\,C\,D\,E$. $P$ und $Q$ auf den Ebenen $A\,C_m \cdot B\,C_m \cdot D\,C_m$ und $A\,E_n \cdot B\,E_n \cdot D\,E_n$ sind Punkte der Grenztetraeder $A\,B\,C\,D$ und $A\,B\,D\,E$.

Als Projektion des vierdimensionalen Fünfzells auf ein begrenzendes Tetraeder gilt für dieses folgendes: Ein Punkt im Innern des Grenztetraeders bedeutet die „senkrechte" Projektion einer Geraden in vollständiger Analogie mit einem Punkt in einem regulären Dreieck, das die Projektion eines räumlichen Tetraeders darstellen soll. Der Punkt im Innern eines Grenztetraeders (vgl. Fig. 1a) stellt also eine unendliche Anzahl von Punkten dar. Von diesen Punkten sind zwei besonders ausgezeichnet, nämlich die ($P$ und $Q$), welche zu begrenzenden Tetraedern des vierdimensionalen Fünfzells gehören. Wenn der gewählte Punkt im Innern des Grenztetraeders ($P$ in $A\,B\,C\,D$) liegt, so liegt er notwendigerweise auch im Innern eines der anderen Grenztetraeder ($Q$ in $A\,B\,D\,E$), das in der Projektion durch eine dreiseitige Pyramide dargestellt ist. Diese beiden Durchstoßungspunkte der senkrecht projizierten Geraden besitzen in bezug auf die zugehörigen Grenztetraeder bestimmte Lagen, die in der Fig. 1a durch eine Schnittebene parallel einer Grenzebene vermerkt sind. Es ergeben sich als Schnittfiguren dieser Ebene zwei reguläre Dreiecke $A\,C_m \cdot B\,C_m \cdot D\,C_m$ und $A\,C_n \cdot B\,C_n \cdot D\,C_n$. Wählt man ein anderes Tetraeder, auf das das Fünfzell projiziert wurde, z. B. $A\,C\,D\,E$ (vgl. Fig. 1b), so liegen diese beiden Durchstoßungspunkte $P$ und $Q$ jetzt nicht mehr in einem Punkte (in vollständiger Analogie mit der Projektion einer Senkrechten in einem räumlichen Tetraeder auf eine Seitenfläche). In diesem Grenztetraeder wird die Gerade durch das vierdimensionale Fünfzell, die in der ersten Projektion durch einen Punkt dargestellt ist, wiederum durch eine Gerade $(P\,Q)$ abgebildet, wobei, um ihre Lage zu erkennen, die beiden Schnittpunkte $P$ und $Q$ mit dem zugehörigen Grenztetraeder angegeben sein müssen. Ein Punkt $(R)$ auf einer solchen Geraden ist alsdann ein Punkt im vierdimensionalen Fünfzell. Es kann ein Punkt $(R)$ des Fünfzells also in dessen Projektion auf ein Grenztetraeder $(A\,C\,D\,E)$ eindeutig angegeben werden durch seine Lage auf einer Geraden $(P\,Q)$, deren Schnittpunkte $(P$ und $Q)$ mit den betreffenden Grenztetraedern vermerkt sind. Die Lage eines Punktes im Fünfzell kann natürlich auch noch in anderer Weise durch je einen Punkt in zwei Projektionen des Fünfzells auf zwei verschiedene Grenztetraeder angegeben werden. Allerdings können nicht willkürlich zwei Punkte gewählt werden, so wenig wie dieses auch bei Punkten im körperlichen Tetraeder für ihre senkrechten Projektionen auf zwei Seitenflächen der Fall ist.

Ein Punkt im vierdimensionalen Fünfzell ist durch vier Koordinaten vollständig bestimmt und kann hiermit, wie aus dem Vorhergehenden unmittelbar hervorgeht, konstruiert werden, indem zwei Grenztetraeder gezeichnet werden, die als Koordinaten des dargestellten Punktes die dem betreffenden Grenztetraeder zugehörigen drei Koordinaten enthalten. In den beiden Fig. 1a und 1b ist die Darstellung des Punktes so angegeben, wie es für eine Anwendung auf chemische Mischungen vielfach am bequemsten sein wird. Der Punkt $R$ als Mischung $A_v\,B_w\,C_x\,D_y\,E_z$ gedacht, stellt ein Gemisch von $P$ und $Q$ nach Maßgabe der Längen $p$ und $q$ dar. Hierbei sind $P$ in bezug auf $A\,C_m$, $B\,C_m$, $D\,C_m$, und $Q$ in bezug auf $A\,E_n$, $B\,E_n$, $D\,E_n$ gleichartig zusammengesetzt. Die Mengen dieser Bestandteile sind für die gleichartig liegenden Gemische $P$ und $Q$ durch die Werte $a$, $b$, $c$ bzw. $a'$, $b'$, $c'$ angezeigt, wobei: $a : b : c = a' : b' : c'$ ist. Dieses ist die Folge der „senkrechten“ Projektion. $A\,C_m$, $B\,C_m$, $D\,C_m$ und $A\,E_n$, $B\,E_n$, $D\,E_n$ sind, ohne es sein zu müssen, als chemische Verbindungen geschrieben, indem $A$, $B$, $C$, $D$ und $E$ als chemische Elemente aufgefaßt sind. Die Formeln stellen im allgemeinen nur Gemische dar. Durch eine einfache Umformung läßt sich Punkt $R$ auch in ein reguläres dreiseitiges Prisma oder Tetraeder verlegen.

Besonders zu betrachten sind die Ebenen im vierdimensionalen Fünfzell. Da eine Ebene eine Gerade in einem Punkte, eine andere Ebene in einer Geraden und einen Körper in einer Fläche durchschneidet, wird ein vierdimensionales Gebilde von einer Ebene in einem Körper durchschnitten. Die Eckpunkte solcher Körper müssen also als auf einer Ebene im vierdimensionalen Raum, einer „Hyperebene“, liegend aufgefaßt werden. Wie also ein reguläres Tetraeder, von einer Ebene geschnitten, zu ebenen, zweidimensionalen Schnittfiguren (Dreiecken und Vierecken) führt, schneidet eine Hyperebene das vierdimensionale Fünfzell unter Bildung von bestimmten Körpern (Tetraedern usw.). Daß die Eckpunkte dieser Körper auf einer Ebene im vierdimensionalen Raume (Hyperebene) liegen, ist kein Widerspruch mit der Tatsache, daß im dreidimensionalen Raum Eckpunkte eines räumlichen Gebildes, eines Körpers, dieses niemals tun. Die „ebenen“ Schnittkörper des Fünfzells können konstruiert werden, wenn ihre Schnittpunkte mit den Kanten bekannt sind. Es können aber auch Ebenen einfach durch die Grenztetraeder oder Schnittkörper des Fünfzells gelegt werden. Derartige Ebenen, die jetzt diesen dreidimensionalen Grenz- oder Schnittkörpern vollständig angehören, schneiden das vierdimensionale Fünfzell nicht weiter, sind also keine Hyperebenen.

Es lassen sich bestimmte, ja beliebige ebene Schnitte durch das Fünfzell legen, und die Körper, die sich hierbei ergeben, lassen sich konstruieren. Zunächst sollen gerade und nachher schiefe Schnitte dargestellt werden. Bei einem gewöhnlichen regulären Tetraeder ergeben sich verschiedene Arten von Schnitten, je nachdem wie die Schnittpunkte auf den Kanten liegen. Es lassen sich folgende unterscheiden: Liegen die schneidenden Ebenen (Fig. 2a) parallel einer Grenzfläche, so ergeben sich reguläre Dreiecke, die bei Bewegung der schneidenden Ebene von der Grenzfläche weg immer kleiner und schließlich zu einem Punkte werden. Bei Ebenen, die gleichzeitig parallel zu zwei nicht aneinander stoßenden Kanten gelegt werden, ergeben sich rechteckige Schnitte, die bei der Bewegung der Ebenen von einer Kante zur anderen sich in der in Fig. 2b angegebenen Art ändern. Grenzfälle sind die beiden Kanten. In der Mitte ist die Schnittfigur ein Quadrat. Schiefe Schnitte von Ebenen durch das Tetraeder, die parallel einer Kante verlaufen, ergeben, wie Fig. 2c zeigt, gleichschenklige Dreiecke oder Trapeze. Bei Bewegung der parallelen Ebenen ergibt sich als ein Grenzfall die Kante, zu der die Ebenen parallel gelegt sind,

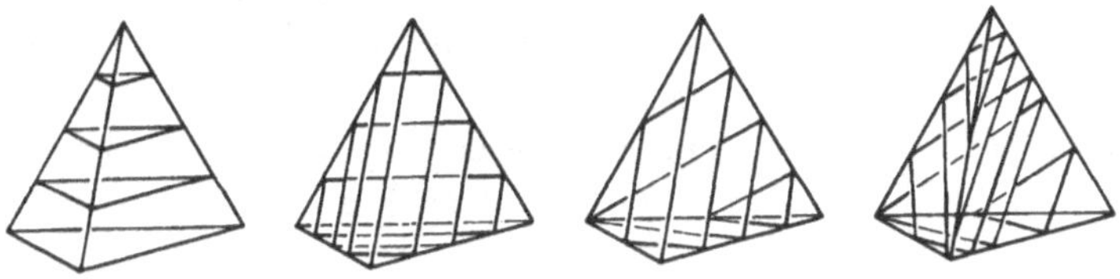

a b c d

Fig. 2a, b, c, d. Verschieden gelegte Schnittebenen durch ein reguläres Tetraeder.

als ein anderer ein dieser Kante gegenüber liegender Eckpunkt des Tetraeders. Beliebige schiefe Schnitte von parallelen Ebenen ergeben, wie Fig. 2d zeigt, Dreiecke oder Vierecke als Schnittfiguren, wobei bei der Bewegung der Ebenen jeder der beiden Grenzfälle ein Punkt ist. In allen Fällen können die schneidenden Ebenen auch so entstanden gedacht werden, daß sie durch drei Punkte auf den Kanten des Tetraeders gelegt werden, wobei sich in bestimmten Fällen Schnittpunkte mit einer vierten Kante und damit viereckige Schnittfiguren ergeben. In Fig. 2a liegen die drei Punkte auf drei Kanten mit gemeinsamem Eckpunkt in gleicher Entfernung von diesem. In Fig. 2b haben die drei Kanten, auf denen die gewählten Punkte liegen, keinen gemeinsamen Eckpunkt; es ergibt sich ein vierter Schnittpunkt und die vier Schnittpunkte bewirken auf den vier Kanten gleiche Abschnitte. In Fig. 2c kommen ebenfalls Vierecke als Schnittfiguren vor, bei denen die Abschnitte auf je zwei Kanten gleichlang sind. Die schneidenden Ebenen erzeugen in diesem Falle auf zwei Kanten gleichartige Abschnitte. In Fig. 2d sind die Abschnitte auf den Kanten bei paralleler Bewegung der Ebenen ungleichmäßig.

Diese Betrachtung läßt sich nun auf das vierdimensionale Fünfzell übertragen. Es handelt sich jetzt darum, zu untersuchen, welche Gebilde sich beim Durchschnitt von Ebenen ergeben. Diese Schnittebenen gehen im vierdimensionalen Fünfzell durch vier beliebige Punkte auf den Kanten des Fünfzells, was im allgemeinen, wenn die Punkte durch Gerade verbunden werden, zu Tetraedern führt. In einzelnen Fällen schneiden die Grenzflächen des sich ergebenden Tetraeders aber noch andere Kanten des Fünfzells, so daß alsdann andere Schnittkörper erhalten werden. In besonderen Fällen können die vier Punkte auch, wie erwähnt, so liegen, daß sich ebene Vierecke statt räumliche Körper bilden. Entsprechend den verschiedenen möglichen Fällen der Schnittebenen beim räumlichen Tetraeder (Fig. 2a, b, c, d) sollen verschiedene Schnitte des regulären vierdimensionalen Fünfzells untersucht werden.

Zu diesem Zwecke seien zunächst die fünf das Fünfzell begrenzenden Tetraeder gezeichnet. Die Fig. 3a, b, c, d, e ent-

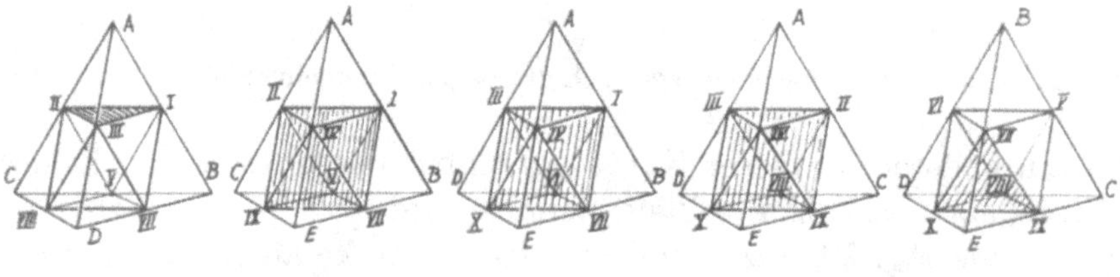

a b c d e

Fig. 3a, b, c, d, e. Die fünf Grenztetraeder des Fünfzells mit ihren durch die Kantenmittelpunkte gelegten Schnittfiguren.

sprechen den fünf Tetraedern, welche nach den vorhergehenden Betrachtungen die Grenzkörper des vierdimensionalen Fünfzells darstellen. Sie enthalten alle zehn Kanten, welche auch das Fünfzell begrenzen. Auf den Tetraederkanten sind ihre Halbierungspunkte durch die Zahlen *I*, *II*, *III*, *IV*, *V*, *VI*, *VII*, *VIII*, *IX*, *X* angegeben, die den Kanten *AB*, *AC*, *AD*, *AE*, *BC*, *BD*, *BE*, *CD*, *CE*, *DE* zugehören. Die Tetraeder enthalten auch alle, ebenfalls zehn, begrenzenden regulären Dreiecke des Fünfzells.

Es sollen zunächst die Schnitte im Fünfzell untersucht werden, die durch die Halbierungspunkte von vier Kanten gehen. Ebene Schnitte durch drei Halbierungspunkte der Kanten eines regulären Tetraeders ergeben zwei verschiedene Arten von Schnittfiguren, nämlich reguläre Dreiecke oder Quadrate. Ebenso führen auch die Mittelschnitte durch das reguläre Fünfzell zu zwei verschiedenen Arten von Schnittkörpern. Bei der Wahl der vier Punkte auf den zehn verschiedenen Kanten, durch welche die Schnittebene gelegt werden soll, ist zu beachten, daß solche Punkte nicht alle auf einem Grenztetraeder liegen dürfen, da diese Tetraeder bereits Projektionen des vierdimensionalen Fünfzells sind. Die Ebene durch vier Halbierungspunkte eines solchen Tetraeders ergibt ein ebenes Quadrat als Schnittfigur und keinen Schnittkörper. Diese Ebene geht nicht mehr durch das vierdimensionale Fünfzell selbst.

Die erste Art von Mittelschnitten durch das Fünfzell ergibt sich, wenn vier Punkte gewählt werden, die auf Kanten mit gemeinsamem Eckpunkt liegen. Wegen des Vorhandenseins von fünf Eckpunkten gibt es fünf derartige ebene Schnitte, und zwar folgende Kombinationen:

1. *I II III IV*: gemeinsamer Eckpunkt der zugehörigen Kanten ist $A$;
2. *I V VI VII*: gemeinsamer Eckpunkt der zugehörigen Kanten ist $B$;
3. *II V VIII IX*: gemeinsamer Eckpunkt der zugehörigen Kanten ist $C$;
4. *III VI VIII X*: gemeinsamer Eckpunkt der zugehörigen Kanten ist $D$;
5. *IV VII IX X*: gemeinsamer Eckpunkt der zugehörigen Kanten ist $E$.

Von den vier Punkten dieser Systeme vereinigen sich je drei zu einem regulären Dreieck, wie auch die Fig. 3a, b, c, d, e zeigen. Die „ebenen" Schnittkörper, die sich aus den zugehörigen vier Punkten ergeben, sind demnach reguläre Tetraeder. In der Projektion auf ein Grenztetraeder des vierdimensionalen Fünfzells lassen sich diese Schnitte aber natürlich auch nur als Projektion bildlich darstellen. Die Fig. 4 zeigt die „senkrechte" Projektion auf ein Grenztetraeder, das räumlich und nicht etwa als ebene Figur, wie es gezeichnet ist, aufzufassen ist. (Diese **Zeichnung** ist ihrerseits eine Projek-

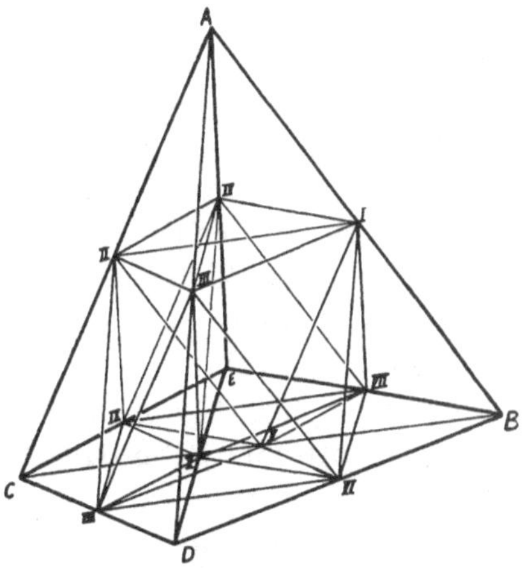

Fig. 4. Projektion des Fünfzells $ABCDE$ auf das Grenztetraeder $ABCD$ und Projektion der 15 Schnittkörper durch die Kantenmittelpunkte.

tion der Projektion des vierdimensionalen Fünfzells auf das Grenztetraeder $ABCD$.) Die fünf Punkte $A$, $B$, $C$, $D$ und $E$ sind im vierdimensionalen Raume gleichweit voneinander entfernt. Die Halbierungspunkte der zehn möglichen Kanten sind durch $I$ bis $X$ vermerkt. Die Verbindung von vier Halbierungspunkten auf benachbarten Kanten führt, wie in Fig. 5 durch Auseinanderziehen der sich bildenden Körper nochmals gezeichnet ist, zu fünf verschiedenen Tetraedern. Eines von diesen mit den Kanten $IV$, $VII$, $IX$, $X$ bildet sich gleichartig dem Grenztetraeder ebenfalls als reguläres Tetraeder ab. Die übrigen vier, die in Wirklichkeit auch reguläre Tetraeder sind, bilden sich bei dieser Projektion auf das Grenztetraeder $ABCD$ nicht als solche ab. Jedes von ihnen würde aber ein reguläres Tetraeder ergeben, wenn das entsprechende Grenztetraeder als Projektion des vierdimensionalen Fünfzells gewählt würde. Außer diesen ebenen Mittelschnitten durch das Fünfzell, die reguläre Tetraeder sind, gibt es noch andere. Dieses folgt unmittelbar schon daraus, daß sich ein weiterer Schnittpunkt zwangsläufig ergibt, wenn von den vier Kantenmittelpunkten, durch die die Schnittebene gelegt werden soll, drei Punkte in bestimmter Art auf einem Grenztetraeder liegen. Die Grenztetraeder gehören zu dem vierdimensionalen Fünfzell, und die vierten Schnittpunkte auf den Kanten, die bei drei gewählten Punkten der Grenztetraeder sich zwangsläufig ergeben, tun dies selbstverständlich auch im vierdimensionalen Fünfzell.

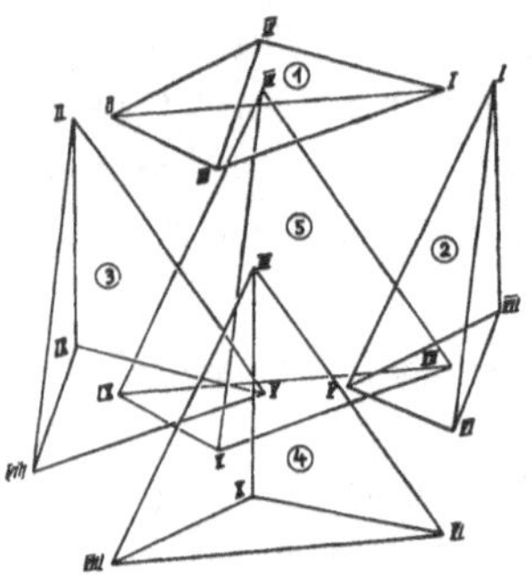

Fig. 5. Projektion der fünf regulären Tetraeder, mit den Kantenmittelpunkten als Eckpunkten im einzelnen dargestellt.

Um die zweite Art Mittelschnitte zu erhalten, dürfen nicht vier Punkte gewählt werden, die auf Kanten mit gemeinsamem Eckpunkt liegen. Geradesowenig ergeben sich im regulären Tetraeder quadratische Schnittfiguren, wenn die schneidende Ebene durch drei Punkte geht, die auf Kanten mit gemeinsamem Eckpunkt liegen. Um also zu dieser anderen Art von Schnittfiguren im Fünfzell zu kommen, kann man ausgehen von **drei** Punkten auf Kanten mit einem gemeinsamen Eckpunkt. Als vierten Punkt hat man einen solchen zu wählen, der, wie angegeben, nicht auf dem gleichen Grenztetraeder liegt. Um Schnittfiguren durch das Fünfzell zu erhalten, darf z. B. bei der Wahl der Punkte *I, II* und *III* als vierter Punkt (vgl. Fig. 3a) nicht *V, VI* oder *VIII* gewählt werden. In diesem Falle führt ferner Punkt *IV* zu einem der schon erörterten Tetraeder, kommt also für die Konstruktion einer neuen Schnittfigur auch nicht in Frage. Es bleibt also nur einer der Punkte *VII, IX, X* als vierter Punkt übrig. Wählt man einen von diesen, so ergeben sich die beiden anderen zwangsläufig als weitere Schnittpunkte durch die entsprechenden Grenztetraeder. Dieses zeigen deutlich die Fig. 3a, b, c, d, e der Tetraeder. Wird zu den Punkten *I, II, III* z. B. *VII* als vierter Punkt gewählt, durch den eine Ebene im vierdimensionalen Raum gelegt werden soll, so ergibt eine Ebene durch die drei Punkte *I, II, VII* (Fig. 3b) als Schnittpunkt *IX* und eine Ebene durch *I, III, VII* (Fig. 3c) als Schnittpunkt *X*. Die Fig. 3d zeigt alsdann, daß aus *II, III* mit *IX, X* ein weiterer quadratischer Schnitt entsteht, und Fig. 3e, daß die drei Punkte *VII, IX, X* ein reguläres Dreieck darstellen. Es ergibt sich folgerichtig beim Durchschneiden des vierdimensionalen Fünfzells durch die gewählten vier Halbierungspunkte der Kanten, von denen drei benachbart sind, ein dreiseitiges reguläres Prisma mit sechs Ecken, zwei regulären Dreiecken und drei Quadraten als Begrenzungsflächen. Jedes der fünf Grenztetraeder enthält eine der fünf Begrenzungsflächen, nämlich entweder eines der beiden regulären Dreiecke oder eines der drei Quadrate, wie dieses für das Beispiel der Punkte *I, II, III, VII, IX,* X angedeutet ist.

Die Anzahl der verschiedenen dreiseitiger Prismen durch die zehn Halbierungspunkte der Kanten ist leicht festzustellen bei Bezug auf die beiden regulären Dreiecke, die sich in den zugehörigen beiden Grenztetraedern bilden. Die den drei Eckpunkten dieser Dreiecke zugehörigen Fünfzellkanten haben je einen Eckpunkt gemeinsam. Es läßt sich ein bestimmtes Prisma dadurch schreiben als

$$\frac{A}{\dfrac{BCD}{E}},$$

was bedeuten soll, daß die gemeinsamen Eckpunkte dreier Kanten *A* und *E* und die anderen drei Eckpunkte *B, C, D* sind. Die Eckpunkte des einen Dreiecks liegen alsdann auf *A B, A C, A D,* die des anderen auf *E B, E C* und *E D*. Dadurch ergeben sich gleichzeitig die Eckpunkte der seitlichen drei Quadrate des dreiseitigen Prismas, die auf den Kanten $\frac{AB}{EB}\Big|\frac{AC}{EC}$ $\frac{AB}{EB}\Big|\frac{AD}{ED}$ und $\frac{AC}{EC}\Big|\frac{AD}{ED}$

liegen. $AB$, $AC$ usw. soll jedesmal den Halbierungspunkt dieser Kante bedeuten. Das obige Schema mit den fünf Buchstaben, je einen oben und unten und drei in der Mitte, führt nun, da die Reihenfolge in der Mitte gleichgültig ist, zu zehn verschiedenen Variationen und entsprechend ergeben sich zehn verschiedene dreiseitige Prismen; diese sind:

| $A$ | $A$ | $A$ | $A$ | $B$ | $B$ | $B$ | $C$ | $C$ | $D$ |
|---|---|---|---|---|---|---|---|---|---|
| $CDE$ | $BDE$ | $BCE$ | $BCD$ | $ADE$ | $ACE$ | $ACD$ | $ABE$ | $ABD$ | $ABC$. |
| $B$ | $C$ | $D$ | $E$ | $C$ | $D$ | $E$ | $D$ | $E$ | $E$ |

Diese zehn Prismen sind in den drei Fig. 6a, b, c mit Hilfe der Projektion des Fünfzells auf ein Grenztetraeder (Fig. 4) dar-

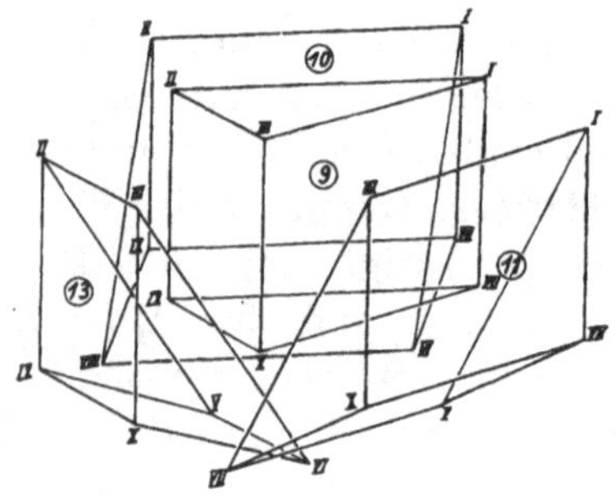


a

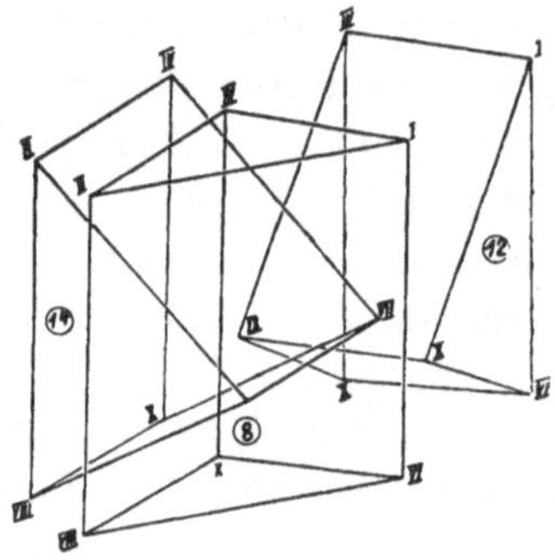


b

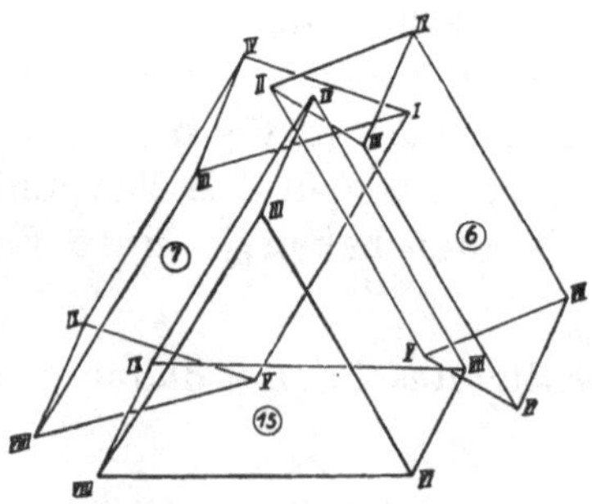


c

Fig. 6a, b, c. Projektion der zehn regelmäßigen dreiseitigen rechtwinkligen Prismen, einzeln dargestellt.

gestellt. Von ihnen erscheint keines in seiner wirklichen Form als gerades reguläres dreiseitiges Prisma mit gleichen Kantenlängen. Am ähnlichsten bildet sich noch das Prisma 9 ab (Fig. 6a) mit den Kanten *I, II, III, VII, IX, X*. Es ist nur die Höhe derselben geringer als in Wirklichkeit. Die Zeichnungen wurden mit Hilfe von Fig. 4 durchgeführt, indem die einzelnen Eckpunkte bei der Konstruktion der einzelnen Körper etwas verschoben wurde.

Es sind diese zehn Körper die zehn verschiedenen ebenen Mittelschnitte zweiter Art durch das vierdimensionale Fünfzell. Zusammen mit den fünf Mittelschnitten der Tetraeder gibt es also 15 verschiedene Mittelschnitte. Kein Punkt im Innern eines dieser Körper ist identisch mit einem anderen im Innern eines anderen. Es ist dieses besonders leicht einzusehen, wenn die Punkte *A, B, C, D, E* als chemische Elemente aufgefaßt werden, wodurch die Punkte *I, II, III, IV, V, VI, VII, VIII, IX, X* zu Verbindungen *A B, A C, A D . . . D E* werden. Gemische von je vier dieser Verbindungen sind alsdann durch die fünf Tetraeder (vgl. Fig. 5) oder zehn Prismen (vgl. Fig. 6a, b, c) dargestellt. Kein Gemisch, dargestellt durch einen Punkt im Innern eines der Körper, kann aus einem Gemisch, das durch einen Punkt im Innern eines anderen Körpers dargestellt wird, hergestellt werden, wie sich unmittelbar bei Betrachtung irgendwelcher zweier Körper mit teilweise gleichartigen Ecken ergibt. Dieses ist nach dem Vorhergehenden an sich eine selbstverständliche Folgerung. Es ist nur deshalb noch einmal darauf hingewiesen, weil die Tetraeder und Prismen der Fig. 5 und 6a, b, c, wenn sie nicht als Projektionen von Schnittkörpern des vierdimensionalen Fünfzells auf das begrenzende Tetraeder aufgefaßt werden, den Eindruck erwecken, als ob sie sich gegenseitig in verschiedener Art durchdringen würden. Jeder dieser 15 Körper liegt im vierdimensionalen Raume in einer anderen Schnittebene, gelegt durch bestimmte vier Halbierungspunkte von vier Kanten. Diese 15 Schnittkörper sind die möglichen ebenen Mittelschnitte durch das vierdimensionale Fünfzell.

Gerade wie die ebenen Mittelschnitte durch ein Tetraeder Gerade und Punkte enthalten, die natürlich auch dem Tetraeder selbst zugehören, gehören auch die Ebenen, Geraden und Punkte, die sich in den angegebenen körperlichen Mittelschnitten konstruieren lassen, dem vierdimensionalen Fünfzell an. Ein beliebiger ebener Schnitt durch einen der 15 Mittelkörper ergibt drei oder auch vier Schnittpunkte; wählt man zu diesen noch einen beliebigen Punkt, der aber nicht in dem gewählten Schnittkörper liegen darf, so lassen sich durch die vier oder auch fünf Punkte alsdann im vierdimensionalen Raum Hyperebenen legen, die das Fünfzell schief in körperliche Gebilde durchschneiden. Die Schnittkörper, die sich hierbei bilden, haben dann mit den Mittelschnittkörpern die gewählte ebene Schnittfigur gemeinsam. Solche lassen sich unschwer konstruieren, worauf aber nicht weiter eingegangen werden soll.

Die angegebenen 15 körperlichen Mittelschnitte umfassen nicht etwa alle Punkte des vierdimensionalen Fünfzells. Durch Parallelverschiebung ergeben sich aber „parallele" Schnitte, die alsdann alle möglichen Punkte enthalten, gerade wie im gewöhnlichen regulären Tetraeder eine parallele Verschiebung der Mittelschnitte zu Schnitten führt, die insgesamt alle Punkte des Tetraeders enthalten. Im Falle des Tetraeders führt die Parallelverschiebung der Mittelschnitte zu Schnittfiguren, die in den Fig. 3a und 3b angegeben sind. Ist der Mittelschnitt ein reguläres Dreieck, so sind es auch die parallelen Schnittfiguren, wobei sie nach einer Seite hin wachsen bis zur Größe des begrenzenden regulären Dreieckes und nach der anderen Seite abnehmen, bis sie in einem Eckpunkt zusammenschrumpfen. Die Veränderung der quadratischen Schnittfigur ist bei Verschiebung nach beiden Seiten hin gleichartig. Das Quadrat streckt sich zu einem Rechteck, das schließlich zu einer Kante zusammenschrumpft. Die Parallelverschiebung der Mittelschnittkörper des Fünfzells führt naturgemäß ebenso zu zwei verschiedenen Reihen paralleler Schnittkörper für die Schnittetraeder und -prismen. Um zu parallelen Schnitten zu kommen, müssen die Eckpunkte auf den Kanten gleichmäßig verschoben werden. Dieses führt auch zu entsprechenden Verschiebungen der in den Grenzkörpern (Fig. 3a, b, c, d, e) dargestellten Grenzflächen der Schnittkörper.

Wird beispielsweise das Schnittetraeder mit den Ecken *I, II, III, IV* parallel verschoben, so bewegen sich in dem Grenztetraeder (Fig. 3a, b, c, d) die durch drei Punkte gehenden regulären Dreiecke zum Punkte *A* oder von ihm weg. Es entstehen kleinere reguläre Dreiecke, die schließlich zum Punkt *A* zusammenschrumpfen, oder größere, die bis zu den Grenzflächen *B C D*, *B C E*, *B D E* und *C D E* anwachsen. Werden diese Flächen körperlich zusammengesetzt, so ergeben sich die gesuchten parallelen Schnitte durch das Fünfzell. Es sind das also reguläre Tetraeder, die im Grenzfall ein Grenztetraeder des Fünfzells sind und wenn sie immer kleiner werden, schließlich zu einem Punkt zusammenzuschrumpfen. In dem gewählten Beispiel sind die beiden Grenzfälle das Tetraeder *B C D E* und der Punkt *A*.

Andere Körper ergeben sich, wenn die Schnittebenen des Fünfzells parallel zu einem Schnittprisma verschoben werden. In diesem Falle verschieben sich die begrenzenden Ebenen so, daß die regulären begrenzenden Dreiecke größer oder kleiner und die Quadrate zu Rechtecken und schließlich zu Geraden werden. Infolgedessen werden die Prismen einerseits immer schmäler, bis sie zu einer Geraden, andererseits immer kürzer, bis sie zu einem ebenen Dreieck werden. Das Prisma $\dfrac{A}{\dfrac{BCD}{E}}$ wird so einerseits zu der Geraden $A\,E$, andererseits zu dem Dreieck $B\,C\,D$.

Man kann aber eine Verschiebung auch so vornehmen, daß von den beiden begrenzenden regulären Dreiecken das eine größer wird, wenn das andere kleiner wird. Im Grenzfall werden die Dreiecke zu einem der begrenzenden Dreiecke des Fünfzells oder zu einem Punkt. Die quadratischen Grenzflächen des Schnittprismas werden bei dieser Verschiebung zu gleichseitigen Trapezen und in den beiden Grenzfällen zu regulären Dreiecken. Die sich hierbei ergebenden Körper sind also abgestumpfte dreiseitige Pyramiden und in den beiden Grenzfällen reguläre Tetraeder. So wird beispielsweise das Prisma $\dfrac{A}{\dfrac{BCD}{E}}$ mit den Kanten $\dfrac{I}{VII}\Big|\dfrac{II}{IX}\Big|\dfrac{III}{X}$ zu den Tetraedern $A\,B\,C\,D$ und $E\,B\,C\,D$. Von der unendlichen Reihe dieser Schnittkörper sind in Fig. 7 eine Anzahl gezeichnet. Die Konstruktion ergibt sich leicht in richtigen Dimensionen bei Benutzung der Grenztetraeder (Fig. 3a, b, c, d, e), wobei besonders die Länge der Seitenkanten der Trapeze zu beachten ist.

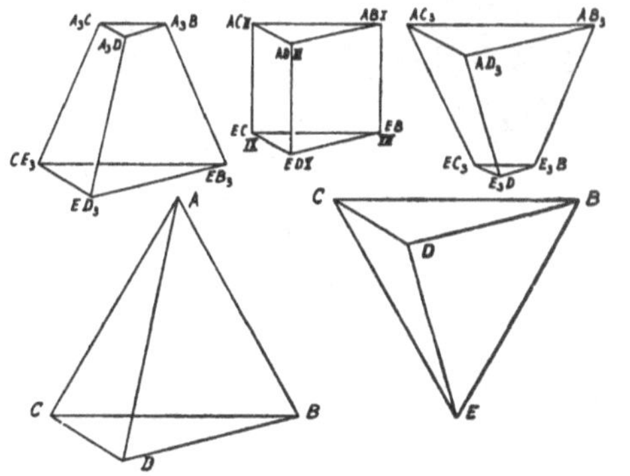

Fig. 7. Ein Mittelprisma und einige durch parallele Verschiebung der Schnittebene durch das reguläre vierdimensionale Fünfzell entstehende Körper, in richtiger Größe dargestellt.

Für die Konstruktion der Schnitte kann auch Fig. 4 benutzt werden, wobei natürlich zu berücksichtigen ist, daß diese nur das eine Grenztetraeder richtig wiedergibt, die Schnittkörper aber als Projektionen auf dasselbe. Dadurch erscheinen die Schnittkörper verzerrt und nicht in ihrer richtigen Größe. Für die Konstruktion beliebiger Schnitte ist aber die Fig. 4 besonders geeignet, wobei die zunächst erhaltenen Körper nachher bei Benutzung der in den Fig. 3a, b, c, d, e dargestellten Körper unschwer in die Körper mit richtigen Abmessungen überführt werden können.

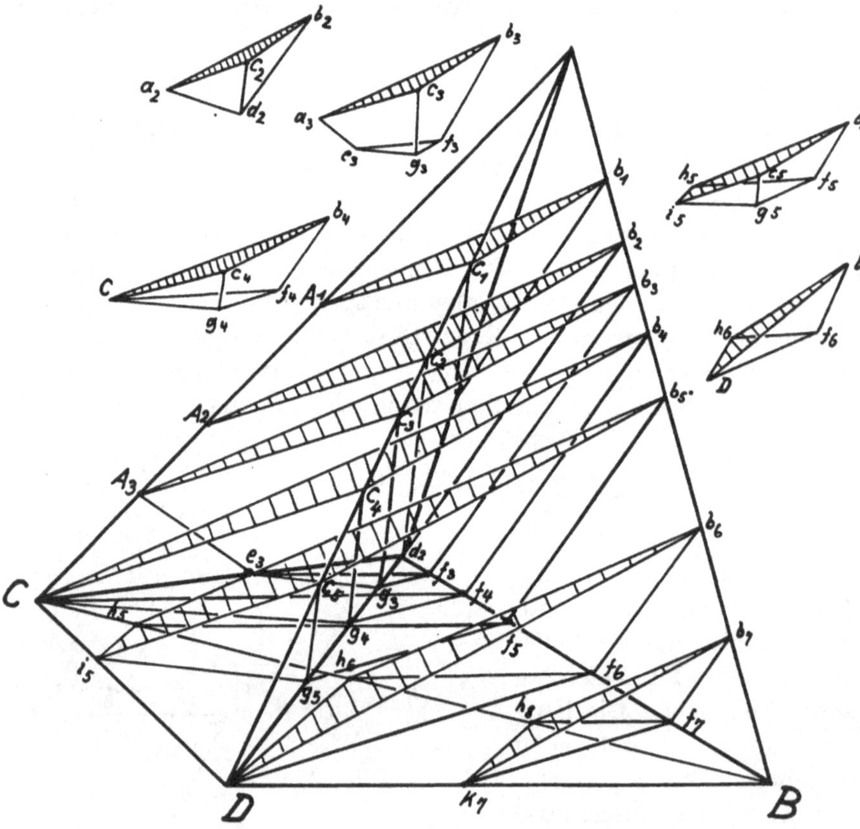


Fig. 8. Schiefe Schnitte durch das vierdimensionale Fünfzell in Projektion auf ein Grenztetraeder.

Die Fig. 8[1]) zeigt die Konstruktion einer Reihe von parallelen schiefen ebenen Schnitten durch das vierdimensionale Fünfzell.

---

[1]) In Fig. 8 sind in der Hauptfigur versehentlich die Geraden $A_1\ d_1$ und $A_2\ d_2$ parallel $A_3\ e_3$ nicht gezeichnet.

Ausgegangen ist von vier Punkten, $a_1$, $b_1$, $c_1$, $d_1$, die beliebig auf vier Kanten, die von einem Punkte ausgehen, gewählt sind. Diese vier Punkte ergeben ein bestimmtes unregelmäßiges Tetraeder. Bei paralleler Verschiebung unter Vergrößerung des Tetraeders fällt zunächst einer der Punkte ($d_2$) mit einem Eckpunkt ($E$) des Fünfzells zusammen. Die weitere Parallelverschiebung verwandelt diesen Punkt in ein bestimmtes Dreieck ($e_3$, $f_3$, $g_3$), so daß ein schiefes stehendes dreiseitiges Prisma ($a_3$, $b_3$, $c_3$, $e_3$, $f_3$, $g_3$) entsteht. Bei weiterer Verschiebung fallen die beiden Punkte $a_3$ und $e_3$ mit dem Endpunkt $C$ zusammen. Es entsteht eine liegende vierseitige Pyramide ($b_4$, $c_4$, $g_4$, $f_4$, $C$) mit $C$ als Spitze. Weitere Verschiebung führt zu zwei Punkten ($h_5$, $i_5$) an Stelle von $C$. Es entsteht wieder ein schiefes, in der Figur jetzt aber liegendes dreiseitiges Prisma ($b_5$, $h_5$, $i_5$, $c_5$, $f_5$, $g_5$). Dann folgt wieder ein Tetraeder ($D$, $b_6$, $h_6$, $f_6$), das dann kleiner wird ($b_7$, $h_7$, $k_7$, $f_7$) und schließlich in dem Punkt $B$ zusammenschrumpft. Die fünf charakteristischen Schnittkörper sind in der Figur nochmals skizziert. Auf eine Konstruktion in richtigen Dimensionen ist in diesem Fall verzichtet.

Von besonderem Interesse ist es, daß sich auch leicht ebene Schnittkörper durch das Fünfzell legen lassen, deren Ecken in der Projektion auf eines der Grenztetraeder sämtlich in einer Ebene liegen. Derartige Schnitte lassen sich konstruieren, wenn man eine Ebene durch die Projektion des Fünfzells auf ein bestimmtes Grenztetraeder legt. Diese hat drei oder vier Schnittpunkte mit den Kanten des Grenztetraeders und einen, zwei oder drei Schnittpunkte mit den im Innern liegenden projizierten Kanten anderer Grenztetraeder. Diese Punkte stellen zusammen aber ein körperliches Gebilde dar. Wählt man nämlich ein anderes Grenztetraeder als Projektion des Fünfzells, so liegen die Schnittpunkte auf den Kanten, nicht mehr wie in dem ersten zur Projektion verwendeten Grenztetraeder in einer Ebene sondern im Raume. Ein solcher körperlicher Schnitt durch das Fünfzell, der auch leicht in richtigen Abmessungen konstruiert werden kann, liegt also in der senkrechten Projektion auf das eine Grenztetraeder in einer Ebene. Es ist das analog dem, daß eine ebene Schnittfigur projiziert für gewöhnlich wieder eine solche, in besonderem Falle aber auch eine Gerade ergeben kann.

Auch andere geometrische Konstruktionen lassen sich nach dem Auseinandergesetzten meist unschwer durchführen. Es soll darauf aber nicht weiter eingegangen werden.

Wenn in dem Vorstehenden gezeigt ist, daß es ein vierdimensionales Gebilde gibt, von dem mancherlei ausgesagt werden kann und das z. B. durch parallele ebene Schnitte eine Reihe sinnlich erkennbarer Körper ergibt, so könnte die schon häufiger gestellte Frage aufgeworfen werden: „Hat der vierdimensionale Raum reale Wirklichkeit?“ Allerdings müßte vorher noch die Frage entschieden werden, ob der Raum überhaupt ohne ihn erfüllende Körper gedacht werden kann. Die konstruierbaren Schnittkörper durch das vierdimensionale Fünfzell haben reale Existenz und ihre Summe umfaßt alle möglichen Punkte des vierdimensionalen Gebildes. Man könnte daraus den Schluß ziehen, daß auch die vierte Raumdimension reale Wirklichkeit besäße, indem man sagt: „Lassen sich sämtliche Teile herstellen, so gibt es auch das Ganze!“ Andererseits läßt sich aber gerade sagen, daß eine vierte Dimension des Raumes nicht vorhanden sein kann, da zwar parallele Schnittkörper durch ein vierdimensionales Gebilde herstellbar sind, es aber praktisch nicht möglich ist, diese Teile zu einem vierdimensionalen Gebilde zusammenzusetzen. Das vierdimensionale Gebilde wäre danach nur ein mathematisch vorstellbares und kein reales Gebilde.

## Zusammenfassung.

Die Aufgabe, ein Gebilde zu konstruieren, das durch fünf gegenseitig voneinander gleichweit abstehende Punkte definiert ist, führt zu einem sinnlich nicht vorstellbaren, regulären, vierdimensionalen fünfeckigen Gebilde. Dieses ist das einfachste der regulären vierdimensionalen Gebilde (Zelle). Das „Fünfzell“ hat als Grenzkörper fünf reguläre Tetraeder analog dem gewöhnlichen regulären Tetraeder, das vier reguläre Dreiecke als Grenzflächen hat. Über die Geraden und Flächen im Fünfzell wurden Angaben gemacht. Die Konstruktion von Mittelschnitten durch das vierdimensionale Fünfzell, die entstehen, wenn Ebenen durch die Halbierungspunkte von vier Kanten gelegt werden, führt zu fünf verschiedenen regulären Tetraedern oder zu zehn verschiedenen, regelmäßig gleichseitigen Prismen. Bei Verschiebung der Schnittebene entstehen andere Schnittkörper, die angegeben wurden. Die durch parallele Verschiebung entstehenden Körper enthalten zusammen alle Punkte des vierdimensionalen Gebildes. Werden parallele Ebenen schief durch das Fünfzell gelegt, so entstehen unregelmäßige Tetraeder, vierseitige Pyramiden oder dreiseitige Prismen. Auf andere Konstruktionen wurde hingewiesen.

10. ROESER, ERNST. Der reelle Übergang zwischen den beiden nichteuklidischen Geometrien und ihrem Parallelenbegriff. Reichsmark 1.20
11. SALOMON, WILHELM. Kugelförmige Absonderung. Reichsmark 0.80
12. SALOMON. Felsenmeere und Blockstreuungen. Reichsmark 0.80
13. SALOMON. Die Gruppendefinitionen in der Paläontologie. Reichsmark 0.90

**Jahrgang 1927.** 1. LOEWY, ALFRED. Neue elementare Begründung und Erweiterung der Galoisschen Theorie. Reichsmark 1.60
2. LIEBMANN, HEINRICH. Rhombische Geradennetze im Raum. Reichsmark 1.—
3. VOLK, OTTO. Über geodätische Dreiecknetze auf Flächen konstanten Krümmungsmaßes. Reichsmark 1.80
4. PÜTTER, A. Chemische Reizwirkung und Giftwirkung. Mit einem mathematischen Anhang: Ein Diffusionsproblem von E. TREFFTZ. Reichsmark 2.40
5. REMBS, EDUARD. Die Verbiegung des verlängerten Rotationsellipsoids. Rm. 1.60
6. MAYER, ADOLF. Naturwissenschaftliche Ästhetik. Reichsmark 0.90
7. MAYER, ADOLF. Naturwissenschaftliche Volkswirtschaftslehre. Reichsm. 0.80
8. BAER, R., KAPFERER, H., KRULL, W., SCHMIDT, F. K. Beiträge zur Algebra. Nr. 5—10. Reichsmark 6.20
9. MÜLLER, MAX. Über die Eindeutigkeit der Integrale eines Systems gewöhnlicher Differentialgleichungen und die Konvergenz einer Gattung von Verfahren zur Approximation dieser Integrale. Reichsmark 2.50
10. FREUDENBERG, KARL. Intramolekulare Umlagerung optisch-aktiver Systeme. Reichsmark 1.—
11. ROESER, ERNST. Abbildung der hyperbolischen Ebene auf die Kugel mittels der Beziehung zwischen Lot und Parallelwinkel. Reichsmark 1.—
12. RÜGER, L. Die direkte gebirgsgetreue Übertragung der auf dem Universaldrehtisch gewonnenen Messungsergebnisse gebirgsorientierter Schliffe in das Diagramm. Reichsmark 1.20
13. JOST, L. Elektrische Potentialdifferenzen an der Einzelzelle. Reichsmark 1.90

**Jahrgang 1928.** 1. RÜGER, L. Einige Bemerkungen zur Darstellung tektonischer Elemente, insbesondere von Klüften und Harnischen. Reichsm. 1.20
2. HERBST, CURT. Untersuchungen zur Bestimmung des Geschlechts. Ein neuer Weg zur Lösung des Geschlechtsbestimmungsproblems bei Bonellia viridis. Reichsmark 1.50
3. MERTON, HUGO. Untersuchungen über die Entstehung amöbenähnlicher Zeilen aus absterbenden Infusorien. Reichsmark 2.20
4. BAER, REINHOLD. Zur Einordnung der Theorie der Mischgruppen in die Gruppentheorie. Reichsmark 2.20
5. BAER, REINHOLD. Über die Zerlegungen einer Mischgruppe nach einer Untermischgruppe. Reichsmark 1.50
6. ROESER, ERNST. Komplementäre Körper der beiden nichteuklidischen Geometrien. Reichsmark 1.—
7. KRULL, WOLFGANG. Primidealketten in allgemeinen Ringbereichen. Rm. 1.10
8. SALOMON, WILHELM. Geol. Beobachtungen des Leonardo da Vinci. Rm. 0.90
9. LIEBMANN, HEINRICH. Die Sätze von Lie und Gambier über Kurven eines Linienkomplexes. Reichsmark 0.90
10. MERZ, K. W. Über den Wirkungsantagonismus von Blutkörperchen und Serum bei chemisch faßbaren biologischen Vorgängen. Reichsmark 1.20
11. MÜHLBACH, R. Über Raumkurven in der Möbiusschen Geometrie. Rm. 1.20
12. ERNST, PAUL. Wurzeln der Medizin. Reichsmark 1.50
13. MAYER, ADOLF. Naturwissenschaftliche Apologetik des Christentums. Rm. 1.60
14. BAER, REINHOLD. Beiträge zur Galoisschen Theorie. Reichsmark 1.80
15. SALOMON, WILHELM. Neue geologische Beobachtungen im Baitonegebiet des Adamello. Reichsmark 0.90
16. ERDMANNSDÖRFFER, O. H. Über Disthen-Andalusitparagenesen. Reichsm. 1.20
17. SCHNEIDT, MAX. Kurvennetze ohne Umwege. Reichsmark 1.30
18. BOPP, K. J. H. Lamberts und A. G. Kaestners Briefe, aus den Gothaer Manuskripten herausgegeben. Reichsmark 2.20
19. FREUDENBERG, K. Zur Kenntnis des Fichtenholz-Lignins. Reichsmark 1.10

**Jahrgang 1929.** 1. VOLK, OTTO. Über Flächen mit geodätischen Dreiecksnetzen. Reichsmark 2.50.
2. SCHMIDT, F. K., KRULL, W., BREUER, S. Beiträge zur Algebra. Nr. 11—13. Reichsmark 1.80

3. Hieber, W., Zur Kenntnis der chemischen Reaktionen des Eisencarbonyls. Reichsmark 0.90
4. Salomon, Wilhelm. Gletscherbeobachtungen am Vadret Lischanna (Unterengadin). Reichsmark 1.—
5. Salomon, Wilhelm. Arktische Bodenformen in den Alpen. Reichsmark 2.50
6. Müller, Max. Über die Greensche Funktion des Laplaceschen Differentialausdruckes. Reichsmark 1.50
7. Rüger, L. Machairodus latidens Owen aus den altdiluvialen Sanden von Mauer a. d. Elsenz. Reichsmark 0.90
8. Lenard, P. Über Energie und Gravitation. Reichsmark 1.90
9. Deecke, W. Zur Entstehung der Kare. Reichsmark 0.80
10. Roeser, E. Neue Sätze über sphärische und hyperbolische Fünfecke. Reichsmark 1.—
11. Baldus, R. Über Eulers Dreieckssatz in der absoluten Geometrie. Rm. 1.—
12. Trautz, M. Die Reibung, Wärmeleitung und Diffusion in Gasmischungen. II. Reichsmark 2.80
13. Sander, B., u. Felkel, E. Zur tektonischen Analyse von Schmelztektoniten. Reichsmark 2.50
14. Scholz, Arnold. Beiträge zur Algebra. Nr. 14. Reichsmark 1.20
15. Baer, Reinhold. Beziehungen zwischen den Grundbegriffen der Topologie. Reichsmark 1.60
16. Herbst, Curt. Untersuchungen zur Bestimmung des Geschlechts. Weitere Experimente über die Vermännlichung indifferenter Bonellia-Larven durch künstliche Mittel. Reichsmark 3.—
17. Erdmannsdörffer, O. H. Über Alkalihornblenden aus dem Radautal. Reichsmark 0.80
18. Gruber, Friedrich. Neuer Beweis des Transversalensatzes in der absoluten Geometrie. Reichsmark 0.80
19. Rosenthal, A. Über die Existenz der Lösungen von Systemen gewöhnlicher Differentialgleichungen. Reichsmark 1.20

**Jahrgang 1930.** 1. Gottfried, C. Über kontaktmetamorphe Gesteine des Baitonegebietes in der Adamellogruppe (Italien). Reichsmark 1.—
2. Rüger, L. Über einen Granulit mit „Sekundärschieferung" von Auerswalde i. S. Reichsmark 1.50
3. Beiträge zur Algebra Nr. 15—17: a) Kapferer, Heinr. Über Schnittpunktsysteme mit vorgeschriebenen Multiplizitätszahlen. b) Kapferer, Heinr. Eine idealtheoretische Lösung des Cramerschen Paradoxons, die jeden singularen Fall umfaßt. c) Scholz, Arnold. Über das Verhältnis von Idealklassen und Einheitengruppen in Abelschen Körpern von Primzahlpotenzgrad. Reichsmark 3.20
4. Kinzl, Hans. Flußgeschichtliche und geomorphologische Untersuchungen über die Feldaistsenke im oberösterreichischen Mühlviertel und die angrenzenden Teile Südböhmens. Reichsmark 3.20
5. Baldus, Richard. Zur Axiomatik der Geometrie III. Über das Archimedische und das Cantorsche Axiom. Reichsmark 0.80
6. Salomon-Calvi, Wilhelm. Epeirophorese. Teil I. Reichsmark 1.40
7. Wellstein, Julius. Zur Klassifikation der regulären Scharen quadratischer Formen. Reichsmark 1.—
8. Bettmann. Über Modellierungen des Gefäßendabschnittes. Reichsmark 2.—
9. Roeser, Ernst. Sphärische und hyperbolische Vielecke. Reichsmark 1.65
10. Kaufmann, Boris. Über die Ränderzuordnung bei topologischen Abbildungen in der Ebene und im Raume. Reichsmark 1.65
11. Scheffen, Walther. Pseudopemphix Fritschii Wüst, Lithogaster tiefenbachensis Assm. und Pemphix Sueurii Desm. Reichsmark 3.20
12. Voelcker, Ilse. Felis issiodorensis Croizet von Mauer a. d. E. Rm. 1.40
13. Salomon-Calvi, Wilhelm. Epeirophorese. Teil II. Geodätische Beweise. Reichsmark 1.—
14. Freudenberg, Karl. Kritik an der Berechnung des optischen Drehungsvermögens von Zuckern. Reichsmark 1.—
15. Jänecke, Ernst. Über das reguläre vierdimensionale Fünfzell. Rm. 3.—

Druck von R. Wagner Sohn in Weimar.

MIX
Papier | Fördert gute Waldnutzung
FSC® C083411

Zeitfracht Medien GmbH
Ferdinand-Jühlke-Straße 7
99095 Erfurt, Deutschland
produktsicherheit@kolibri360.de